AF610260

ESSAI

SUR

LA GRAVELLE ET LA PIERRE.

IMPRIMERIE DE BÉTHUNE ET PLON,
36, Rue de Vaugirard.

ESSAI

SUR LA

GRAVELLE ET LA PIERRE,

CONSIDÉRÉES SOUS LE RAPPORT

DE LEURS CAUSES, DE LEURS EFFETS,

ET

DE LEURS DIVERS MODES DE TRAITEMENT;

PAR P.-S. SÉGALAS,

DOCTEUR ET PROFESSEUR AGRÉGÉ DE LA FACULTÉ DE MÉDECINE DE PARIS,
MEMBRE DE L'ACADÉMIE ROYALE DE MÉDECINE,
DE LA LÉGION-D'HONNEUR, ETC.

Si les médecins se décident un jour à ne voir dans les maladies que des modifications des phénomènes de la santé, au lieu d'abstractions et d'êtres imaginaires, il sera sans doute nécessaire de réunir, soit pour l'étude des symptômes, soit pour le traitement, toutes les sortes diverses de la solidification de diverses substances qui peuvent former des calculs dans les voies urinaires.

(M. MAGENDIE : *Recherches sur la Gravelle.*—Paris, 1828.)

PREMIÈRE PARTIE.

GRAVELLE.

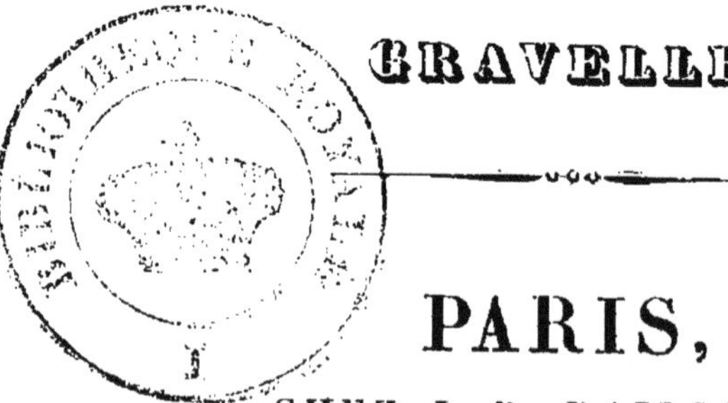

PARIS,

CHEZ J.-B. BAILLIÈRE,

RUE DE L'ÉCOLE DE MÉDECINE, 3 *bis*.

MARS 1835.

ESSAI

SUR

LA GRAVELLE ET LA PIERRE.

L'URINE est un liquide dont la composition varie à l'infini, mais qui contient presque toujours beaucoup de matières solidifiables, notamment de l'acide urique et des phosphates terreux, en dissolution dans une plus ou moins grande quantité d'eau (1).

(1) Suivant M. Berzélius, l'urine, à l'état sain, contient sur 1000 parties :

Eau.	933,00
Urée	30,10
Acide lithique ou urique.	1,00
Acide lactique pur, lactate d'ammoniaque et matières animales inséparables	17,14
Mucus de la vessie	0,32
Sulfate de potasse	3,71
— de soude.	3,16
Phosphate de soude.	2,94
— d'ammoniaque.	1,65
Muriate de soude.	4,45
— d'ammoniaque.	1,50
Phosphates terreux avec quelques parcelles de fluate de chaux	1,00
Silice	0,03
Total.	1000,00

L'urine, examinée par d'autres chimistes, et dans des

Ces matières, dont plusieurs se précipitent sous nos yeux, sur les parois des vases où l'urine est recueillie, se précipitent quelquefois de même

---

conditions diverses, a présenté différents autres principes. Vauquelin y a trouvé de l'acide phosphorique; M. Thénard, de l'acide citrique; M. Vogel, de l'acide carbonique; M. Chevreul, de l'acide rosacique; Schéele, de l'acide benzoïque; Fourcroy, de l'albumine; M. Orfila, la matière résineuse de la bile; M. Proust, de l'hydrochlorate de potasse; M. Julia de Fontenelle, de l'hydrocyanate de fer; M. Braconnot, deux matières colorantes: la mélanourine et la cyanourine. Plusieurs analystes y ont reconnu la présence du soufre, de la gélatine, de la fibrine, de la matière caséeuse, des globules rouges du sang, des acides nitrique, purpurique, oxalique, fluorique et xanthique, de l'oxide cystique, etc. J'ai constaté moi-même, avec M. Vauquelin, l'existence d'un septième de sucre dans l'urine d'une femme diabétique. . . . .

Une urine violacée que j'ai recueillie, avec M. Husson, dans le cours d'un choléra chronique, a présenté à l'analyse faite par M. Chevalier, une matière animale particulière, de couleur violette.

Selon M. Prout, l'acide urique n'est point à l'état libre dans l'urine, mais bien à l'état de combinaison avec l'ammoniaque. Ce médecin se fonde principalement sur ce que, d'après sa propre expérience, une partie d'acide urique exige, pour se dissoudre, 10,000 parties d'eau à 60°, tandis que l'urate d'ammoniaque n'en demande que 450 parties. Une autre raison majeure, c'est que l'addition d'un acide quelconque dans l'urine amène la précipitation immédiate de l'acide urique.

dans différentes parties des voies urinaires, s'y agrègent, s'y agglomèrent, et finissent par devenir des concrétions de forme, de volume, de couleur et de densité très diverses.

Les concrétions dont nous parlons portent le nom de *graviers*, tant qu'elles sont petites, et celui de *pierres*, dès qu'elles ont acquis certaines dimensions, la grosseur d'une noisette, par exemple ; de sorte qu'entre les graviers et les pierres, il n'y a point de différence essentielle, mais seulement des différences de volume.

La présence de graviers dans les voies urinaires est ce qu'on appelle la *gravelle*, et l'existence d'une ou plusieurs pierres dans ces mêmes voies constitue la maladie de la pierre, ou simplement la *pierre*.

L'une et l'autre de ces affections peuvent avoir pour siége :

1° Les *reins*, glandes chargées de la secrétion de l'urine ;

2° Les *calices* et le *bassinet*, sortes d'entonnoirs membraneux qui reçoivent ce liquide, à sa sortie de l'organe secréteur ;

3° Les *uretères*, conduits également membraneux, mais déliés, qui le charrient jusqu'à la cavité destinée à lui servir de réservoir ;

4° La *vessie*, poche musculo-membraneuse, extensible et contractile, qui forme ce réservoir.

5° L'*urètre*, canal qui porte l'urine hors du corps;

6° Enfin, la *prostate*, le *prépuce* et autres parties accessoires à l'appareil urinaire, mais entretenant des rapports de continuité ou de contiguité avec lui (1).

Chacune de ces maladies demande à être étudiée isolément, et avec soin, dans les divers points où on l'observe.

Nous allons, en conséquence, traiter de la *gravelle* dans une première partie de cet ouvrage, puis de la *pierre* dans une seconde division, qui nécessairement aura beaucoup plus d'étendue.

---

(1) Voir, pour la disposition anatomique et les phénomènes physiologiques de l'appareil urinaire, ainsi que pour les conditions normales de l'urine, les préliminaires de mon *Traité des rétentions d'urine et des maladies qu'elles produisent*. Vol. in-8°, avec 10 planches in-f°; Paris, 1828.

PREMIÈRE PARTIE.

DE LA GRAVELLE.

La gravelle était connue des anciens, mais elle n'a été bien étudiée que dans ces derniers temps. Les données que nous possédons aujourd'hui sur ses causes et son traitement médical, nous les devons surtout aux recherches expérimentales de Schéele, Fourcroy, Vauquelin, Wollaston, Marcet, Mascagni, et à celles de M. Chossat, de M. d'Arcet, de M. Prout, et de notre grand physiologiste, M. Magendie.

CHAPITRE I.

DES CAUSES DE LA GRAVELLE.

L'urine peut déposer des éléments concrescibles dans toute l'étendue de son cours; par conséquent, du sable et du gravier peuvent se former dans divers points de l'appareil urinaire. Néanmoins, on conçoit que les lieux où l'urine séjourne le plus, comme les calices, le bassinet et la vessie, doivent être ceux où la précipitation dont il s'agit s'opère le plus facilement.

Tout ce qui retarde la marche de l'urine doit favoriser cette précipitation; aussi, la faiblesse et la paralysie de la vessie, l'engorgement de la prostate et les rétrécissements de l'urètre sont-ils classés au nombre des conditions qui prédisposent à la gravelle. L'habitude de garder longtemps les urines dans la vessie, de ne point écouter le sentiment qui nous avertit du besoin de les émettre, est une autre cause qui opère dans le même sens et de la même manière.

Il en est encore ainsi du repos, du séjour prolongé au lit, et de toutes les circonstances où les reins sont dans une position déclive et constante (1). Voyez les graveleux, ils sont, pour la plupart, replets et peu agiles; ils se livrent rarement aux exercices du corps.

Tout ce qui tend à rapprocher les urines, à les rendre moins aqueuses, plus chargées, plus épaisses, semble devoir contribuer au même

(1) Van-Swiéten a vu un homme, qui n'avait jamais eu aucun symptôme de gravelle, être atteint d'une néphrite calculeuse peu de semaines après le traitement prolongé d'une fracture de cuisse, puis rendre un gravier et rester sujet à l'affection graveleuse.

résultat. Ici se rangent : l'âge mûr, la vieillesse (1), la diminution de la quantité d'eau prise en boisson, l'augmentation forcée de la transpiration cutanée, de l'exhalation pulmonaire et des secrétions intestinales ; par conséquent, une alimentation échauffante, l'usage abusif des vins et des liqueurs alcooliques, l'emploi répété des purgatifs, des sudorifiques ; en un mot, toute excitation forte et prolongée des organes qui sont en solidarité d'action avec les reins.

Toutefois, la gravelle est peu commune dans les pays très chauds (2) ; cela paraît dépendre du régime, qui y est principalement végétal. Un

---

(1) L'abaissement réel de température que subit le corps dans la vieillesse est une condition favorable à la formation de la gravelle, puisqu'elle doit avoir pour effet de diminuer l'action dissolvante de l'urine. M. Prout a vu une ou deux fois une attaque de gravelle se développer chez un individu qui y était prédisposé, sans autre cause appréciable que l'imprudence de rester quelques heures assis sur un siége froid et humide.

(2) Le docteur Scott, qui a résidé long-temps aux Indes, n'y a jamais vu de concrétions urinaires. M. Godefroy m'a dit la même chose de Manille, où il a exercé la médecine pendant dix ans. M. le docteur Lambert, pendant cinq années de pratique très active à la Guadeloupe, n'y a rencontré aucun calculeux, aucun graveleux.

fait, observé par M. Orfila, vient à l'appui de cette opinion; le voici : dans l'île de Minorque, où l'on se nourrit habituellement de poisson, et d'autres matières animales, et où l'on boit beaucoup de vins capiteux et de liqueurs alcooliques, les affections calculeuses sont très communes, et l'urine des habitants est en général chargée d'une grande quantité d'acide urique. Notez que la gravelle se voit à peine dans les pays très froids, tels que la Russie et la Suède.

La composition du chyle, et des fluides soumis à l'absorption intestinale, doit avoir une influence sur la gravelle, puisqu'elle doit nécessairement influer sur la composition du sang, et, par suite, sur celle de l'urine, et qu'en conséquence, ce liquide se trouve contenir des éléments plus ou moins solubles, et dans des proportions plus ou moins propres à conserver l'état fluide.

C'est ainsi que l'*alimentation animale*, en faisant dominer dans le sang l'azote, élément principal de l'acide urique, tend à rendre cet acide surabondant dans l'urine, et à déterminer sa précipitation sous forme de sable et de graviers. C'est encore ainsi que l'emploi trop fréquent de l'*oseille*, comme nourriture, en introduisant beaucoup d'acide oxalique dans le sang, amène la formation des graviers d'oxalate de chaux.

Viennent ensuite des dispositions individuelles qui tiennent à la vie, des idiosyncrasies, des particularités d'organisation dérivées ou indépendantes de l'hérédité, et dont la manière d'agir, pour faciliter la gravelle, est tout-à-fait inconnue. C'est de la sorte que tel homme, placé depuis long-temps dans les circonstances hygiéniques les plus propres au développement exagéré de l'acide urique, n'est point graveleux, tandis que tel autre qui se tient dans des conditions opposées, le devient à tout instant. Un de nos chimistes distingués voit paraître dans ses urines de l'acide urique sous forme de sable, sitôt qu'il éprouve quelque contrariété. M. Magendie parle d'une dame qui rend environ deux gros de gravier rouge avec ses urines, le lendemain du jour où il lui est arrivé de manger de la salade. D'un autre côté, M. Béclard racontait l'histoire d'un individu qui ne pouvait faire usage de fruits crus sans rendre un ou deux petits calculs par l'urètre.

La fréquence moindre de la gravelle chez la femme s'explique, jusqu'à un certain point, par la différence de son régime comparé à celui de l'homme.

On a cru long-temps que les concrétions lapidiformes des fruits, notamment des poires, peuvent produire des calculs; c'est une erreur que les chimistes modernes, Vauquelin entr'autres, ont combattue victorieusement. Ils ont démontré, en effet, que ces prétendues pierres sont composées, non point d'acide urique ou de sels calcaires, comme on se l'imaginait, mais bien d'amidon, et d'une matière ligneuse semblable à celle de l'arbre qui produit le fruit.

Les eaux séléniteuses ne contribuent pas davantage au développement de la gravelle. Loin de là, elles se montrent préservatrices de l'affection dont il s'agit. Il paraît qu'il en est de même de celles qui contiennent du carbonate calcaire: dans le village d'Arcueil, où l'eau est chargée de ce sel, il n'y a presque jamais de graveleux. C'est une observation qui remonte à Desault et à Choppart.

On conçoit toutefois que les graviers, très rares d'ailleurs, de carbonate de chaux, pourraient reconnaître une telle cause.

Quant au sel de cuisine, il n'existe point dans les graviers; il est sans influence directe sur leur formation.

CHAPITRE II.

DES SYMPTÔMES DE LA GRAVELLE.

La plupart des graviers paraissent se former dans les reins, mais ils peuvent se former, et surtout se trouver, dans les divers points des voies naturelles ou accidentelles de l'urine.

Or, comme leurs effets varient suivant les parties qu'ils occupent, il devient nécessaire de les étudier dans chacune d'elles. On peut, sous ce rapport, considérer les graviers, d'abord dans les *reins*, les *calices* et le *bassinet*, puis successivement dans les *uretères*, la *vessie*, l'*urètre*, la *prostate*, le *prépuce*, et les *fistules urinaires*.

§ I.

Des symptômes de la gravelle dans les reins, les calices et le bassinet.

Quand les graviers siègent dans les reins, ou, ce qui a lieu plus souvent, dans les calices et le bassinet, ils déterminent d'ordinaire une sensation d'engourdissement, de fourmillement de faiblesse ou de douleur dans la région lombaire. Cette sensation est parfois très vive, et d'autres fois elle existe à peine. On la réveille, dans ce dernier cas, chez quelques sujets, en pressant les reins d'avant en arrière, ou de dehors en dedans, avec la main portée sur les parois abdominales.

Il y a souvent, en même temps, des besoins fréquents d'uriner, une rétraction du testicule correspondant au rein affecté, et une sensation de douleur ou de simple chatouillement à l'extrémité du gland. Cette sensation peut être portée au point de faire illusion sur le siége du corps étranger.

J'ai donné des soins, de concert avec M. Dupuytren, à un praticien répandu de la capitale, qui, malgré la connaissance des rapports sympathiques des reins et de l'urètre, ne pouvait croire à l'intégrité de ce canal, encore qu'il éprouvât les autres symptômes de la gravelle rénale, et que l'examen attentif de la partie supposée malade me l'eût fait reconnaître plusieurs fois à l'état sain. Il a fallu, pour convaincre le patient, qu'après de longues souffrances, une douleur extrêmement aiguë dans le trajet de l'uretère, ait été suivie de la sortie brusque d'un petit gravier, et celle-ci d'un soulagement immédiat.

Il n'est pas rare de voir des traces de sang dans les urines des personnes qui ont un ou plusieurs graviers dans les reins. C'est surtout après un exercice violent et prolongé, à pied, à cheval ou dans une voiture mal suspendue, que ce signe se présente. Quelquefois, au lieu de sang, c'est une matière puriforme que l'on trouve dans les urines ; mais cela n'arrive guères qu'à la suite de douleurs long-temps renouvelées.

Un phénomène qui se présente plus tôt et plus souvent, c'est un vomissement de matières d'abord muqueuses, glaireuses, puis bilieuses. Les liens par lesquels les reins sont unis aux autres viscères abdominaux, et particulièrement à l'estomac, rendent assez compte de ce fait.

Il en est de même de l'accélération du pouls, qui a lieu lorsque les douleurs sont aiguës.

Il y a parfois des crampes aux extrémités inférieures et principalement aux jambes. Le malade ne peut ni marcher ni rester debout ; il éprouve à tout instant le besoin de changer de position. Le malaise, l'agitation, l'insomnie, la diminution et même la suppression des urines sont des symptômes que l'on observe fréquemment.

Du *sable* seul, amassé en une certaine quantité dans les reins, les calices ou le bassinet, peut produire ces mêmes effets ; à la vérité, avec une intensité moindre. J'en ai eu la preuve plusieurs fois, notamment chez un malade que j'ai vu, rue des Filles du Calvaire, avec M. le docteur Lemaire, de Jouy.

Le plus souvent, la précipitation du sable ne se fait connaître que par son apparition dans les urines; mais déjà sa présence habituelle ou fréquente dans ce liquide est une annonce de gravelle : le médecin doit y faire une sérieuse attention.

§ II.

Des symptômes de la gravelle dans les uretères.

Quand le gravier s'est engagé dans l'uretère, les douleurs deviennent ordinairement plus vives; elles longent ce conduit, et se propagent de haut en bas et de dehors en dedans jusqu'à la vessie. Le malade a quelquefois le sentiment d'un corps étranger qui descend vers cet organe. Il est, par moments, très agité; il ne peut rester levé ni couché; il se tourne et se retourne dans son lit, ou même s'étend et se roule par terre.

Il y a très-probablement ici rétention d'urine au-dessus du gravier, et distension forcée de la partie des voies urinaires, qui lui est supérieure; peut-être même que le soulagement produit par la pression du sol, du lit ou d'un bandage de corps sur les parois abdominales, est dû à cette circonstance.

Ici encore, le sable seul peut produire les symptômes de la gravelle, alors surtout qu'il est abondant, et qu'il y a peu d'urine sécrétée.

§ III.

Symptômes de la gravelle dans la vessie.

A la vessie, le gravier gêne peu, et presque toujours le calme succède à son arrivée dans ce réservoir. Toutefois, le corps étranger peut y manifester sa présence par des douleurs; mais celles-ci n'ont guère lieu que dans le moment où la vessie vient de se vider complètement; quelquefois aussi, le corps étranger se présente au col de cet organe, et trouble le cours de l'urine.

§ IV.

Symptômes de la gravelle dans l'urètre.

Dans l'urètre, le gravier produit des effets divers suivant son volume et sa forme, suivant le diamètre naturel du canal, et surtout selon qu'il existe ou non des rétrécissements. Le gravier est-il petit? le canal est-il large? le corps étranger parcourt avec facilité toute l'étendue du conduit excréteur; et, s'il s'arrête quelque part, c'est ordinairement au méat urinaire, où il gêne ensuite plus ou moins le cours de l'urine.

Lorsque les conditions contraires existent, le gravier peut s'arrêter dans divers points du canal, et en particulier dans la portion prostatique, ce qui arrive assez fréquemment; dans le bulbe, ce qui est plus rare; ou dans le gland, ce qu'on observe le plus souvent; et ordinairement, dans ce cas, il rend difficile et quelquefois même impossible la sortie de l'urine.

En même temps, le gravier, surtout s'il est irrégulier, anguleux, peut irriter la membrane muqueuse de l'urètre, la rendre douloureuse, la faire saigner, et produire une urétrite intense, avec sécrétion purulente.

Enfin, un gravier dans un canal naturellement large, mais rétréci accidentellement, peut amener une rétention d'urine instantanée et complète. J'ai observé ce fait plusieurs fois, notamment chez un vieillard de la Place-Royale, avec M. le docteur Ménière. Ce vieillard était pris de rétention d'urine complète. L'exploration de l'urètre m'y fit constater un rétrécissement organique; je passai une bougie; puis, voyant que, lorsque je la retirais, la faculté d'uriner ne se conservait que pendant quelques secondes, je plaçai une petite sonde à demeure; celle-ci fut remplacée le lendemain par une plus forte. Quand cette dernière fut retirée à son tour, elle ramena un petit gravier dans l'un de ses yeux, et dès-lors le malade put uriner assez facilement pour qu'il ait voulu se passer de sonde, et ajourner tout autre traitement.

J'ai vu, avec M. le docteur Beaufils, un capitaine qui portait sept graviers dans l'urètre, et qui surmontait d'une manière singulière l'obstacle au cours de l'urine, produit par ces corps. Il les saisissait à travers le périnée, entre les doigts, les disposait en chapelet, les abaissait ensemble, et ouvrait ainsi une voie à l'urine.

§ V.

Des symptômes de la gravelle dans la prostate.

Les graviers de la prostate sont souvent multiples et parfois très-nombreux; j'en ai recueilli jusqu'à soixante sur le cadavre d'un vieillard. Ils s'annoncent par un sentiment de pesanteur au périnée, et d'irritation dans la région prostatique de l'urètre.

§ VI.

Des symptômes de la gravelle dans le prépuce.

La présence des graviers dans le prépuce est rare. Elle ne peut guère avoir lieu que dans le cas où un phimosis naturel ou accidentel apporte beaucoup de gêne à la sortie de l'urine.

L'irritation du gland et de son enveloppe, leur ulcération quelquefois, un écoulement puriforme, une augmentation de la dysurie, voilà les phénomènes qu'on observe en ce cas.

§ VII.

Des symptômes de la gravelle dans des trajets fistuleux.

La présence de graviers dans un trajet fistuleux est rare. Je ne l'ai jamais observée sur le vivant.

Une nouvelle gêne dans la sortie de l'urine, un surcroît d'inflammation dans les parois de la fistule sont les effets qu'elle semble devoir produire.

CHAPITRE III.

DU DIAGNOSTIC DE LA GRAVELLE.

Le diagnostic de la gravelle, souvent obscur dans les reins, les calices, le bassinet, les uretères, la vessie et la prostate, peut l'être encore dans l'urètre; le fait suivant le prouve: Un avocat de Paris avait, depuis un mois, des difficultés très grandes d'uriner. Un médecin fort instruit fut consulté; beaucoup de moyens furent employés, entre autres les diurétiques, les antiphlogistiques et la sonde à demeure; enfin, le malade me fut adressé. J'explorai le canal, j'y trouvai un gravier, je le retirai immédiatement, et aussitôt la santé se trouva rétablie.

Il y a à croire que le gravier, qui avait peu de volume, s'était logé dans la portion bulbeuse, au moment de l'introduction de la sonde par le médecin ordinaire, et que c'est pour cela que sa présence avait été méconnue.

Lorsque les circonstances commémoratives et les symptômes présentés par un malade font soupçonner qu'il y a un gravier dans la vessie, on peut chercher à en constater l'existence, en portant un instrument métallique dans cet organe. Pour cela, on se sert ordinairement d'une sonde d'argent; plusieurs fois, j'ai employé, dans ce but, le brise-pierre de M. Jacobson; aujourd'hui, je préfère le mien, que j'ai le soin de prendre de très-petite dimension. Ces deux instruments, et surtout le dernier, saisissent avec facilité les graviers que la sonde a peine à faire sentir.

Ce n'est pas que même une sonde de gomme élastique ne puisse faire reconnaître qu'il y a un corps étranger dans la vessie. Plus d'une fois, ce moyen d'exploration m'a suffi pour annoncer le fait. Le corps étranger fait éprouver, à l'extrémité de la sonde, un grattement caractéristique; mais son volume ne peut être apprécié de cette manière.

Dans l'urètre, la présence d'un gravier est constatée de même par une sonde d'argent et par un stylet métallique; il m'est arrivé souvent de la reconnaître avec une sonde ou une bougie de gomme élastique. Un autre instrument qui peut servir utilement à cette exploration, c'est une petite bougie de cire; elle passe sur le corps étranger, se laisse entamer par lui, et, à sa sortie, on la trouve éraillée suivant sa longueur, dans une étendue plus ou moins grande, selon la profondeur à laquelle le gravier est placé.

Ce moyen d'exploration est surtout utile pour constater la présence des graviers dans la prostate, parce que leur petitesse et leur châtonnement s'opposent souvent à ce qu'ils se fassent sentir par le toucher médiat. Cette fixité favorise, au contraire, leur action sur la bougie de cire; c'est même là un des éléments principaux du diagnostic différentiel de la gravelle prostatique.

Un autre élément de ce diagnostic se trouve dans la disposition physique des graviers dont il s'agit. Ils offrent ordinairement des facettes régulières séparées par des arêtes; d'autres fois, ils sont arrondis et terminés en pointe, en forme de bouteilles de caoutchouc; c'est ce qui a lieu souvent, quand chacun d'eux est logé dans une lacune ou cavité particulière.

CHAPITRE IV.

DU PRONOSTIC DE LA GRAVELLE.

En général, la présence d'un gravier dans les voies urinaires ne constitue pas une maladie bien grave par elle-même, quand le gravier n'est pas très-gros, et que ces voies sont libres. Il sort le plus souvent en peu de jours, spontanément, ou sous la seule influence des boissons et des autres moyens de l'hygiène. Cependant, j'ai vu, chez un de nos praticiens, un gravier rénal, d'à peine deux lignes de diamètre, mais anguleux et très-dur, exiger des soins assidus, et même la suspension de l'exercice de la médecine, pendant près d'une année, sans qu'il y eût aucun rétrécissement, aucun obstacle appréciable à la marche du corps étranger.

Malheureusement, un gravier est rarement seul; presque toujours il est accompagné ou suivi de plusieurs autres, et souvent d'un très-grand nombre. Alors il est à craindre que ces graviers ne sortent pas tous, et qu'il y en ait qui, séjournant quelque temps, soit dans les reins, soit dans les uretères, près de la vessie, soit dans la vessie elle-même, soit enfin dans l'urètre, grossissent et forment des calculs plus ou moins volumineux. Il n'est pas rare même de voir des pierres exister chez des personnes qui n'ont rendu que du sable avec les urines. Sous ce rapport, la gravelle est une maladie qui demande beaucoup d'attention, et qu'il faut se garder de jamais négliger.

Remarquez ensuite que les graviers, et même le sable, en s'amassant dans un uretère, peuvent y arrêter le cours de l'urine, et donner lieu, par là, à des accidents fort graves.

Dans le trajet d'une fistule, les graviers deviennent un obstacle à la guérison de celle-ci.

CHAPITRE V.

DU TRAITEMENT DE LA GRAVELLE.

§ I.

Le traitement de la gravelle varie suivant qu'elle existe seule, ou qu'elle est compliquée d'inflammation, de rétrécissement des voies urinaires, et aussi suivant que le corps étranger siége actuellement dans telle ou telle partie de ces voies. Mais, en général, tout ce qui contribue à étendre les urines, à les rendre abondantes, est très-utile contre cette maladie, tant pour la prévenir que pour la combattre.

Ainsi, l'eau froide, l'eau de chiendent, l'eau de pariétaire, l'eau nitrée, l'eau chargée d'acide carbonique, l'eau de Contrexville, la bière, le cidre, le vin blanc très-étendu d'eau, conviennent parfaitement. Il en est de même des bains simples, pris tièdes, et surtout à une température basse, ainsi que des lavements de même nature, conservés le plus long-temps possible; le lait, les fruits et tous les aliments qui contiennent beaucoup d'eau, le melon, par exemple, sont également appropriés aux graveleux.

La station et un exercice modéré paraissent aussi favoriser la sortie du corps étranger, et par là devoir être fort utiles.

Viennent ensuite plusieurs indications spéciales, qui dépendent du siége du gravier, de sa nature, et des maladies qui en compliquent l'existence.

§ II.

Du traitement de la gravelle dans les reins, les bassinets et les uretères.

Tant que le gravier est dans les reins, les bassinets ou les uretères, les moyens mécaniques n'ont pas prise sur lui. Toutefois, un membre de l'académie royale de médecine, praticien habile, et très-sujet lui-même à des néphrites calculeuses, m'a dit s'être bien trouvé de l'application des ventouses sèches au périnée, pour accélérer la marche des graviers dans les uretères. Je ne me rends aucunement compte de ce fait, et je me demande si l'observateur, devenu malade, ne se serait pas fait illusion à son égard. Mais comme, à mon sens, l'application dont il s'agit ne peut pas exercer d'influence fâcheuse, je ne vois pas de raison pour ne pas la tenter.

Un moyen qui a été employé bien des fois, avec avantage, pour hâter la sortie des graviers arrêtés dans les parties profondes des voies urinaires, c'est le vomissement. Les médicaments par lesquels on le provoque ont, d'ailleurs, un autre effet utile, c'est de combattre la dyspepsie qui complique souvent la gravelle.

Des frictions sèches, faites méthodiquement dans la direction que doit suivre le corps étranger, paraissent en favoriser la progression; on peut y recourir. Du reste, à la douleur et aux autres accidents inflammatoires de la gravelle dont il s'agit, on oppose les saignées générales, les applications de sangsues, les ventouses scarifiées, les cataplasmes émollients et narcotiques, les fomentations de même nature, les lavements calmants, et surtout les bains tièdes répétés et prolongés plusieurs heures chaque fois.

Les alcalis et les carbonates alcalins, particulièrement le bi-carbonate de soude, que nous conseillerons plus tard comme des moyens puissants de prévenir le retour de la gravelle, dans la plupart des cas, peuvent être donnés dès à présent avec quelque espoir de succès. En effet, l'observation montre que la plupart des graviers des parties profondes des voies urinaires sont composés d'acide urique; et, d'un autre côté, l'expérience a prouvé que, plongé dans de l'urine à 30° centigrade, qui est fréquemment renouvelée, et dont on a saturé les acides par la potasse ou la soude, un gravier d'acide urique finit par se dissoudre entièrement.

Plusieurs observations recueillies sur l'homme parlent en faveur de cette médication; en voici une qui m'est propre : M***, colonel en retraite, souffrait depuis long-temps dans la région rénale; ses douleurs, considérées d'abord comme rhumatismales, furent vainement combattues par une médication en rapport avec cette hypothèse. Leur immobilité, leur persistance et la sortie d'un gravier d'acide urique m'ayant fait adopter l'opinion d'une gravelle rénale, je lui opposai, concurremment avec les moyens ordinaires de l'hygiène, l'eau de Vichy, à la dose d'abord d'un verre, puis d'une bouteille, et enfin de deux bouteilles par jour. Ce traitement a eu le résultat que j'en attendais.

La douleur et les autres indices de la gravelle ont disparu, et cependant aucun nouveau gravier n'est sorti. Ce fait, qui date de deux ans, n'a pas été contredit depuis.

Il est constant, d'ailleurs, que les alcalis sont un des meilleurs moyens de calmer, au moins temporairement, les douleurs et les divers accidents de la gravelle, tant qu'elle siège dans les reins, les bassinets et les uretères. Cet effet des alcalis est ordinairement très prompt; il a lieu, parfois, en quelques heures, et assez souvent d'un jour à l'autre.

En parlant de l'emploi des vomitifs, pour favoriser la sortie des graviers, nous avons fait remarquer l'utilité dont ils peuvent être pour combattre une complication fréquente de la gravelle, la dyspepsie. Il y a plusieurs autres médicaments qui semblent agir principalement sur les voies digestives, et dont les graveleux se trouvent quelquefois très-bien; tels sont la rhubarbe, le quinquina, les eaux sulfureuses prises à l'intérieur; tels sont encore divers purgatifs, le calomélas en particulier.

Certains excitants de la peau, comme les frictions sèches, les bains sulfureux, les bains de vapeur, ont été employés bien des fois avec avantage.

L'air de la campagne exerce, en général, une influence favorable sur ceux des graveleux qui séjournent habituellement à la ville.

Je ne parle pas des préparations d'opium et de jusquiame conseillées par M. Prout (1); elles ont une action calmante, mais de peu de durée.

§ III.

Traitement de la gravelle dans la vessie.

Quand le gravier est entré dans la vessie, et qu'il y séjourne, et surtout quand, après s'être engagé dans l'urètre, être arrivé dans le gland ou le prépuce, il y reste, il convient d'aller l'y chercher. On abrège par là les souffrances du malade, et l'on s'oppose à la formation d'une pierre proprement dite.

Pour extraire un gravier de la vessie, j'ai employé d'abord la pince de Hunter, puis la pince à trois branches, plus tard l'instrument

---

(1) Traité de la gravelle, du calcul vésical, etc., par William Prout; traduit de l'anglais par Ch. H. Mourqué; 1822.

de M. Jacobson; enfin, mon brise-pierre à pression et à percussion.

Ces deux derniers instruments me paraissent préférables à la pince à trois branches, par leur simplicité et par la grande facilité de leur introduction; et à la pince de Hunter, par la faculté qu'ils ont de réduire en fragments les graviers qui paraissent trop gros pour sortir en entier.

Quant au choix à faire parmi eux, il est de peu d'importance; néanmoins, je donne la préférence à mon brise-pierre, parce qu'il est, à mes yeux, d'une application plus innocente que celui de M. Jacobson, surtout à cause de l'arête saillante que forme l'extrémité de la canule de ce dernier, alors qu'il est ouvert, et de la fatigue, sinon de l'érosion, que la vessie doit en éprouver, soit au trigone, soit au col.

Pour atteindre le but dont il s'agit, il suffit d'un brise-pierre de très-petite dimension, de deux lignes à deux lignes et demie de diamètre, par exemple.

L'application de ces instruments est très-simple.

La pince courbe de Hunter, le brise-pierre de M. Jacobson et le mien s'introduisent comme une sonde ordinaire. La pince droite de Hunter et la pince à trois branches sont portées de la même manière jusqu'à la portion bulbeuse de l'urètre; là, leur extrémité antérieure est relevée par un léger mouvement de bascule, et elle parvient ordinairement à la vessie, sans aucune peine. Mais quand la courbure du canal est très-forte, quand surtout il y a un engorgement de la prostate, l'opérateur peut éprouver des difficultés pour l'introduction; ses tentatives, à cet égard, peuvent même être vaines, et, s'il y persiste, il s'expose non-seulement à causer beaucoup de douleur, mais encore à déterminer des accidents inflammatoires plus ou moins graves.

Une fois l'instrument introduit, l'ouvrir modérément pour ne point fatiguer la vessie sans utilité; chercher à saisir le gravier, en donnant au malade une position qui favorise les rapports de l'instrument et du corps étranger, ce qui se fait ordinairement en élevant le bassin, et en rendant ainsi déclive la partie opposée au col; briser le gravier, s'il paraît devoir gêner la sortie de l'instrument, en ayant recours, pour cela, à une simple traction quand on se sert de la pince de Hunter, au jeu du foret quand on use de la pince à trois branches, à l'écrou quand on emploie le brise-pierre de M. Jacobson, à l'écrou ailé ou à un petit coup de marteau quand on opère avec le mien; dans tous les cas, avoir le soin de bien fermer l'instrument, et de le retirer ensuite très-doucement: voilà ce qu'il y a à faire.

Un bain général, et, à son défaut, un bain de siége, une boisson délayante, quelques lavements émollients et un régime adoucissant sont ensuite des moyens à mettre en usage, dans le but d'apaiser l'irritation produite par les instruments et par le corps étranger. Ils suffisent, le plus souvent, pour amener un calme parfait. Toutefois, si l'irritation était trop forte, il conviendrait de recourir à l'application d'une douzaine de sangsues à l'anus ou au périnée, ou même de pratiquer la saignée générale, et de faire observer au malade, pendant quelques jours, sinon la diète absolue, du moins un régime sévère.

Il ne faut jamais perdre de vue, en opérant dans les voies urinaires, qu'elles sont parfois très-irritables, comme le prouve la fièvre qui est produite chez quelques sujets, par la simple introduction d'une petite bougie de cire dans un canal à peine rétréci, ou même parfaitement libre.

La sortie des graviers peut être empêchée par leur réunion en masse vers le col de la vessie. C'est ce que j'ai observé, avec M. le docteur Lemaistre Florian, chez un ancien militaire, homme d'une forte constitution, d'un tempérament sanguin, et d'un âge peu avancé. Sujet à la gravelle depuis plusieurs années, ce malade a été pris fréquemment de difficultés prolongées d'uriner, et deux fois ses urines ont été tout-à-fait arrêtées. Dans les deux cas, l'introduction répétée d'une sonde et l'emploi des injections émollientes ont eu pour résultat immédiat l'élimination d'une grande quantité de sable et de gravier, et pour résultat secondaire, le parfait rétablissement du cours de l'urine.

Les moyens dont nous avons fait usage ici sont ceux auxquels je conseillerais d'avoir recours en pareille occasion. La sonde désobstrue le col de la vessie, elle sépare les corps étrangers, et les injections viennent ensuite en provoquer l'expulsion.

§ IV.

Traitement de la gravelle dans l'urètre.

Quand le gravier s'est engagé dans l'urètre, et qu'il n'y a point de rétrécissement, le plus souvent il arrive d'un trait jusqu'au méat urinaire. Alors on peut l'y saisir avec des pinces à pansement, ou toute autre pince à deux mors étroits, et puis l'écraser, s'il est trop gros pour sortir tel qu'il est. Quelquefois, il suffit d'une simple curette pour l'amener au dehors.

Le gravier peut, après avoir franchi la portion prostatique de l'urètre, s'être arrêté, soit dans la portion bulbeuse, ce qui est le plus ordinaire, soit dans un point quelconque de la portion spongieuse. Alors encore une pince à pansement ou une curette suffisent ordinairement pour l'extraire; mais parfois on a de la peine à atteindre le but avec ces instrumens, et mieux vaut recourir, de prime abord, à une pince de Hunter, savoir : à la pince droite, s'il s'agit d'opérer dans la partie antérieure du canal, et à la pince courbe, s'il faut aller jusqu'à la portion bulbeuse ou au-delà.

La pince courbe dont je me sers dans cette circonstance a les mors un peu échancrés du côté concave, ce qui facilite beaucoup l'action de saisir le corps étranger. En effet, on peut passer l'instrument sous le gravier, ou du moins le mettre en contact avec lui, et quand on retire la gaîne, les mors forment une sorte de cuiller qui reçoit le corps étranger et le retient assez facilement.

Si le gravier est un peu gros, et qu'il ne soit pas très dur, cet instrument peut le briser sous sa simple pression.

Si le gravier était resté dans la portion prostatique, ou bien, si, avancé davantage, il paraissait être volumineux, et devoir parcourir le reste du canal avec peine, il faudrait le repousser dans la vessie à l'aide d'une sonde ordinaire. C'est un parti que j'ai pris plusieurs fois avec avantage, et notamment sur un enfant chez lequel un gravier fort gros s'était arrêté à la partie membraneuse de l'urètre, et y avait produit une rétention d'urine complète.

L'accumulation de l'urine au-delà du corps étranger, qui a lieu ordinairement, et qu'on peut presque toujours provoquer en faisant boire abondamment, facilite beaucoup la répulsion de ce corps.

On conçoit, d'ailleurs, le parti que l'on pourrait tirer des boissons, des bains, des lavements, ainsi que des injections huileuses ou émollientes dans l'urètre, pour faciliter la marche du corps étranger, dans le cas où il serait placé trop en avant pour être repoussé, et qu'on éprouverait des difficultés à le saisir.

Lorsque le gravier est arrêté derrière un rétrécissement, et qu'il donne lieu à une rétention d'urine complète, ce qui arrive parfois, ainsi que je l'ai vu, il y a peu de temps, chez un malade de M. Naudon, il faut commencer par engager une bougie dans le rétrécissement; elle déplace le corps étranger, et le cours de l'urine se trouve rétabli.

Après avoir ainsi remédié aux premiers accidents, on s'attache à dilater promptement la coarctation, en faisant se succéder avec rapidité des bougies de plus en plus grosses, et en insistant sur les boissons, les bains et les autres moyens calmants. Le plus souvent alors, le gravier sort spontanément dans un moment où, le malade ayant une grande envie d'uriner, on retire la bougie pendant des efforts faits pour satisfaire à ce besoin.

Si on a peu de temps devant soi, on peut, après avoir dilaté légèrement le canal par l'introduction successive de bougies, placer une sonde, pousser par elle de l'eau dans la vessie, déterminer ainsi une grande envie d'uriner, et en profiter ensuite pour faire expulser le corps étranger. C'est ce que j'ai fait chez un courrier de la malle, M. Henrion.

Tels sont les moyens dont je me sers pour retirer les graviers arrêtés dans l'urètre; ils sont bien simples, mais ils m'ont toujours suffi, et cependant plusieurs fois il m'est arrivé d'extraire des graviers remarquables par leur nombre et par leur volume. C'est ainsi qu'en une séance, j'ai retiré de cette façon, sous les yeux de MM. les docteurs Beaufils et Vigne, sept graviers de quatre à cinq lignes de diamètre; qu'une autre fois, aidé par M. le docteur Bossion, j'ai extrait de l'urêtre d'un employé supérieur de la poste, une concrétion de quinze lignes de long; et qu'en dernier lieu, j'ai pu saisir, casser en deux et extraire immédiatement un gravier urétral de six lignes d'étendue, chez un enfant de deux ans, qui m'avait été adressé par M. le docteur Lartet, de Belleville.

On a proposé plusieurs autres instruments pour arriver au même résultat : des pinces à deux branches qui se ferment avec force, sous l'action d'une vis latérale; des pinces à trois branches; une canule en forme de lardoir à quatre branches, qui s'ouvrent par le mouvement d'un mandrin à tête, et se ferment par leur seule élasticité, etc. Tous ces instrumens me paraissent défectueux et d'une application difficile; je me les suis procurés, et je les ai employés toujours avec moins d'avantage que je ne me le figurais. Ici, comme dans les autres parties de la chirurgie, les instruments les plus simples sont ordinairement les meilleurs.

Si le corps étranger était trop gros pour sortir entier par la voie naturelle, il constituerait une véritable pierre; le traitement qui conviendrait en ce cas sera exposé plus tard, en parlant des pierres de l'urètre.

L'extraction du corps étranger faite, l'irritation de l'urètre est combattue par les émollients locaux, les bains, les lavements, le régime, et, s'il y a lieu, par les émissions sanguines. Mais il est remarquable qu'alors même que cette inflammation est forte, elle cède facilement. Toutefois, il ne faudrait pas être étonné si le malade était pris d'un mouvement fébrile assez intense.

§ V.

Traitement des graviers dans le prépuce.

Des pinces à pansement, ou une curette, ou même la main seule, doivent suffire presque toujours pour extraire un gravier du prépuce.

Dans le cas où cette opération offrirait quelques difficultés, une incision légère sur les bords de l'ouverture préputiale les ferait disparaître à l'instant.

§ VI.

Traitement des graviers prostatiques.

Les graviers de la prostate, tant qu'ils sont renfermés dans ce corps, restent inaccessibles à nos instruments. Quand ils font saillie dans l'urètre, et qu'ils se montrent mobiles, on peut en favoriser la sortie, en les ébranlant légèrement à l'aide d'une bougie ou d'une sonde. Lorsque, cédant à cette action ou à celle de la nature, ils deviennent libres, la colonne d'urine les entraîne ordinairement hors de l'urètre; et, si leur expulsion est retardée ou empêchée par leur forme, leur volume, ou quelque disposition du canal, on peut recourir, avec la presque certitude d'un prompt succès, à un des procédés d'extraction dont nous venons de parler.

§ VII.

Traitement de la gravelle dans les trajets fistuleux.

Lorsque, dans les trajets fistuleux, les graviers sont accessibles aux instruments, on emploie ceux-ci dans le but de les déplacer et de les extraire. Si leur application est impossible ou insuffisante, on fait usage des injections émollientes et de douches de diverse nature.

§ VIII.

Traitement de la gravelle chez la femme.

Le traitement curatif de la gravelle, tant qu'elle siège dans les reins ou les uretères, est le même chez la femme que chez l'homme. Pour ce qui est des graviers descendus plus bas, on conçoit que leur extraction de la vessie doive être plus rare et plus facile. On conçoit aussi que ces graviers ne puissent guère s'arrêter dans l'urètre, à moins d'être très-gros.

Je possède plusieurs graviers rendus spontanément par des femmes, et qui sont de très-fort diamètre; j'en ai deux, entre autres, qui m'ont été donnés, l'un par M. le docteur Félix Legros, et l'autre par M. le docteur Peyrounenc, et qui offrent assez le volume et la forme, le premier d'une amande, le second d'une grosse noisette. Les deux se sont engagés dans l'urètre peu de jours après des douleurs néphrétiques, et ont été retirés de ce canal sans peine, et sans que les malades en soient restées aucunement incommodées.

CHAPITRE VI.

DES MOYENS DE PRÉVENIR LA GRAVELLE.

§ I.

Pour prévenir la récidive de la maladie et favoriser la sortie du sable et des graviers qui pourraient rester inaperçus dans la partie profonde des voies urinaires, la première chose à faire, c'est d'étendre beaucoup les urines. Dans ce but, on fera boire au malade, chaque jour, deux ou trois litres d'eau ordinaire, et de préférence, d'une eau légèrement diurétique, telle que l'infusion de graine de lin, la décoction de chiendent, de pariétaire, de queues de cerises, de raisin d'ours, avec ou sans addition de sel de nitre. La bière légère et les eaux chargées d'acide carbonique conviennent aussi. Dans le cas où les boissons fatigueraient l'estomac par leur quantité, on les rendrait aromatiques, ou bien on les frapperait de glace. Les bains généraux et les lavements, particulièrement les lavements diurétiques, seraient ici des auxiliaires fort utiles.

Ce sont là des moyens connus d'étendre les

urines, et par conséquent de favoriser la dissolution de leur principe solidifiable : un autre moyen qui est moins connu, et qui cependant n'est pas moins réel, c'est l'alimentation végétale. Cela résulte des travaux de M. Chossat, et des recherches de M. Magendie, comme aussi de l'observation comparative des animaux herbivores et des animaux carnivores (1).

Il faut, concurremment avec ces moyens diurétiques, employer le régime et la médication les plus opposés à la formation des éléments de la gravelle. A cet effet, on recherchera la nature des graviers qu'on aura recueillis, en s'aidant de leur examen physique, et surtout en s'éclairant par leur analyse chimique.

§ II.

Conditions physiques des graviers.

Généralement les graviers *rouges*, les plus fréquents de tous, sont, ainsi que le sable de la même couleur, composés d'un acide propre à l'urine, acide que, d'après Pearson, on nom-

(1) M. Clouet a constaté sur lui-même l'action éminemment diurétique d'une alimentation exclusive par la pomme de terre.

me *urique*, et que Schéele appelait *lithique*; les graviers et le sable *blancs*, qui occupent le second rang pour la fréquence, sont formés de phosphate de chaux, avec ou sans une faible proportion de phosphate de magnésie; les graviers *gris*, de phosphate ammoniaco-magnésien; les *jaunes* (1), *verdâtres* (2), *bruns* ou *noirs*, qui sont peu communs, d'oxalate de chaux; et les *transparents*, de tous les plus rares, d'oxide cystique.

Dans la gravelle que M. Magendie a appelée *pileuse*, et qu'il a observée trois fois sous la forme de sable et de graviers, ces corps, qui étaient liés entre eux par des *poils* d'un gris cendré, avaient encore une composition en rapport avec leur couleur blanche: ils étaient formés de phosphate de chaux. Mais, sans compter que dans ces derniers il y avait un peu de phosphate de magnésie, avec des traces d'acide urique, quelquefois les graviers blancs sont composés de carbonate de chaux; et, d'autres fois encore, des graviers blancs à l'extérieur sont de couleur et de

(1) M. Magendie.

(2) M. Prout.

composition différentes à l'intérieur. Il en est de même des autres couleurs : elles sont une donnée insuffisante pour juger de la nature des graviers. C'est ainsi que, d'après la remarque de M. Prout, les graviers d'une couleur jaune tirant sur le brun se montrent composés de phosphate de chaux neutre, lorsqu'ils viennent de la prostate.

Les autres indices physiques sur la composition des graviers laissent encore plus d'incertitude à cet égard; ils exposeraient à de graves erreurs si on s'en tenait à eux. Ainsi, la *forme*, qui ordinairement est ronde ou ovale et à surface lisse dans les graviers d'acide urique, ronde et à surface tuberculée dans ceux d'oxalate de chaux, olivaire dans les graviers, d'ailleurs fort rares, de phosphate ammoniaco-magnésien pur, irrégulière et anguleuse dans ceux de phosphate de chaux, la forme, dis-je, présente de nombreuses différences sans rapport appréciable avec la composition. Il en est de même de la *dureté*, qui généralement est très-grande dans les graviers d'oxalate de chaux, moyenne dans ceux d'acide urique, moindre dans les concrétions de phosphate ammoniaco-magnésien, faible dans celles de phosphate de chaux, et plus faible encore dans celles de carbonate de chaux.

Notez que dans la plupart des graviers et des dépôts il entre de la *matière animale*, en proportion très-variable, et que cette matière exerce une grande influence sur leurs conditions physiques, particulièrement sur leur couleur et leur dureté.

De là, la nécessité de soumettre à l'analyse chimique les graviers dont on veut connaître exactement la nature.

§ III.

Examen chimique des graviers.

L'analyse des graviers est très-délicate, très-difficile, quand il s'agit de déterminer la proportion respective des éléments qui peuvent entrer dans leur composition; mais elle devient assez aisée alors que l'on a seulement en vue, comme ici, de reconnaître le principe qu'il faut combattre.

Les graviers que l'on a observés jusqu'ici étaient composés d'acide urique, d'urate d'ammoniaque, de phosphate de chaux, de phosphate ammoniaco-magnésien, avec ou sans phosphate de chaux; d'oxalate de chaux, d'oxide cystique (1), d'oxide xanthique, de carbonate de chaux, de fibrine.

(1) Cystine de Berzélius.

Le gravier *d'acide urique*, exposé au feu, noircit d'abord, émet une odeur animale particulière, et finit par disparaître, en ne laissant qu'une petite quantité de cendre blanche. Il est insoluble dans l'ammoniaque, les carbonates alcalins, les acides hydro-chlorique et sulfurique affaiblis. Il se dissout dans la potasse et la soude caustiques, et même dans l'eau de chaux. Il se dissout encore dans l'acide nitrique, et donne alors, par son évaporation à siccité, un produit d'une belle couleur pourpre.

L'urate d'ammoniaque se distingue de l'acide urique en ce qu'il brûle sans résidu sensible, et dégage une forte odeur d'ammoniaque en se dissolvant dans les alcalis caustiques.

Les graviers de *phosphate de chaux* noircissent d'abord au feu, puis ils deviennent parfaitement blancs et résistent indéfiniment; pulvérisés, ils se dissolvent dans les acides nitrique et hydrochlorique. Ils ne sont point attaqués par les alcalis.

Le *phosphate ammoniaco-magnésien* se voit rarement à l'état pur. Il se dissout dans l'acide sulfurique, et dégage de l'ammoniaque par la trituration avec les solutions alcalines, sans s'y dissoudre.

Le *phosphate ammoniaco-magnésien* combiné avec le *phosphate de chaux* se montre assez souvent sous forme de graviers. Il a pour caractère d'être *fusible*, de se fondre au chalumeau avec la plus grande facilité.

Le gravier d'*oxalate de chaux* dégage d'abord une odeur animale au feu; il blanchit bientôt, et laisse un résidu de chaux pure ou carbonatée.

L'*oxide cystique* exposé au feu développe une odeur fétide et particulière; il se dissout dans les acides nitrique, sulfurique, hydrochlorique, phosphorique et oxalique, ainsi que dans la potasse, la soude, l'ammoniaque et l'eau de chaux.

L'*oxide xanthique*, vu seulement une fois par Marcet, et une autre fois par Laugier, se distingue à l'odeur qu'il exhale quand on le brûle, et à la couleur jaune qu'il développe lorsqu'il est traité par l'acide nitrique.

Le *carbonate de chaux* fait effervescence avec tous les acides contenant de l'eau.

Le gravier *fibrineux* n'a été vu qu'une seule fois, par Marcet (1).

---

(1) Essai sur l'histoire chimique des calculs et sur le trai-

Les graviers *composés* offrent ordinairement des couches distinctes que l'on analyse isolément. Si les éléments y sont mêlés, on obtient des résultats ambigus, en opérant avec les agents que nous venons d'indiquer. On peut alors en séparer les phosphates par l'acide muriatique étendu, et l'acide urique par une solution alcaline.

Une fois la nature des graviers bien déterminée, le traitement des graveleux est assez facile à indiquer.

§ IV.

Du régime à opposer à la gravelle.

L'observation prouve :

1° Que les grands mangeurs de viande, de gibier, de poisson, d'œufs, de coquillages, les hommes qui se nourrissent d'aliments succulents sont atteints de la gravelle plus souvent que les autres (1).

2° Qu'évaporée au bain-marie, l'urine donne

---

tement médical des affections calculeuses, traduit de l'anglais par J. Riffault; Paris, 1823.

(1) On cite quelques faits qui font exception à cette règle : ainsi dans un district entre Tumbridge-Wels et Lewes, dans le comté de Sussex, les pauvres ont souvent la gravelle,

un résidu dont la quantité est en rapport avec celle des aliments qui ont été pris avant ; et que, la quantité des aliments étant la même, le résidu dont il s'agit est d'autant plus abondant que le régime est plus azoté (M. Chossat).

3° Que la quantité des urines est d'autant plus petite que l'on fait plus usage de viandes, et surtout de viandes noires ; et qu'elle n'est jamais plus abondante, toutes choses égales d'ailleurs, que lorsque l'on suit un régime végétal.

4° Que la quantité d'acide urique qui se montre dans les urines est ordinairement en rapport avec la quantité de substance animale ingérée (Vauquelin et Wollaston).

5° Que cet acide, qui n'existe point dans l'urine des animaux herbivores, et que l'on trouve en grande proportion dans celle des animaux carnivores, le lion et le tigre exceptés,

---

bien qu'ils se nourrissent à peu près exclusivement d'aliments végétaux, qu'ils boivent de la bière, et que les autres habitants soient épargnés par la maladie. Mais cette gravelle est-elle de même nature que celle que l'on observe le plus ordinairement, c'est-à-dire, composée d'acide urique ? La même réflexion est applicable à l'histoire de ce savant italien du XVIIe siècle, Hyacinthe Cestony, qui se nourrissait de légumes et de fruits, et qui mourut de la gravelle à 81 ans.

diminue graduellement, et finit par disparaître, quand ces animaux sont mis à l'usage exclusif d'aliments non azotés (MM. Chevreul et Magendie).

Il est donc convenable que les malades qui ont rendu de l'*acide urique* en graviers, ou même en sable, évitent autant que possible les viandes, notamment les viandes noires, de même que le poisson, les œufs et les coquillages, et qu'ils suivent un régime végétal.

Et comme, parmi les végétaux, il y en a encore plusieurs qui contiennent de l'azote, et que c'est là l'élément principal de l'acide urique (1), il sera utile de faire un choix parmi les végétaux. Ainsi, l'huile, le sucre, la gomme, ne renferment pas sensiblement d'azote; on peut en user amplement. Au contraire, le pain de froment contient une assez grande proportion d'azote; il faudra en manger modérément, ou bien lui

(1) Suivant Bérard, de Montpellier, l'acide urique est composé, sur cent parties en poids, de

Azote.	39,16
Carbone	33,61
Oxygène.	18,89
Hydrogène	8,34
	100,00

substituer le pain de seigle, qui n'offre pas cet inconvénient au même degré.

Les pâtes d'Italie, les pommes de terre, le gruau, le riz, les légumes verts et farineux, sont de bons aliments sous ce rapport.

Parmi les substances animales, il y en a une qui joue un grand rôle dans notre système culinaire, et dont l'analyse ne donne point d'azote, c'est le beurre.

Il faudra recommander en même temps de boire beaucoup d'eau, d'éviter le vin pur et les liqueurs fortes. L'orgeat est une boisson qui est conseillée souvent, et que néanmoins il faut éloigner : MM. Boullay et Vogel ont montré qu'il fait partie des substances azotées.

Veut-on un exemple remarquable de l'action du régime sur le développement de la gravelle? on l'a dans le fait suivant, que j'emprunte à M. Magendie :

« M......., négociant dans l'une des villes » anséatiques, jouissait, en 1814, d'une for- » tune considérable, vivait en conséquence, et » avait une très-bonne table dont il usait avec » peu de ménagement; il était tourmenté de la » gravelle. Arrive inopinément une mesure » politique qui lui fait perdre toute sa fortune,

» et l'oblige à fuir en Angleterre, où il passe » plus d'un an dans un état voisin de la misère, » ce qui l'oblige à de nombreuses privations ; » mais la gravelle a complètement disparu. » Peu à peu il parvient à rétablir ses affaires, » il reprend son ancien genre de vie, et la » gravelle ne tarde pas à se montrer de nou- » veau. Un second revers lui fait perdre en peu » de temps ce qu'il a acquis ; il passe en » France, presque sans ressource ; son régime » est en rapport avec ses moyens pécuniaires ; » la gravelle disparaît. Enfin, son industrie lui » rend encore son existence aisée ; il se livre à » son goût pour les plaisirs de la table, et avec » eux reparaît la gravelle ; ce fut alors qu'il me » consulta (1). »

Le régime végétal convient encore contre la gravelle, lorsqu'elle est formée de *phosphate de chaux* seul, de *phosphate de chaux et de magnésie*, ou de *phosphate ammoniaco-magnésien*. En effet, les phosphates disparaissent de l'urine des animaux que l'on nourrit exclusivement avec des substances non azotées ; c'est un fait que M. Magendie a constaté. Ajoutez à

(1) Recherches sur la gravelle. 1828.

cela l'influence de l'alimentation végétale sur la quantité des urines.

Les graviers de *carbonate de chaux* demandent un régime, sinon opposé, du moins différent : les viandes doivent dominer dans l'alimentation ; on sait, en effet, que les calculs des animaux herbivores sont composés à peu près exclusivement de carbonate de chaux. Il sera convenable de voir en même temps si la cause de la gravelle de carbonate de chaux n'existe pas dans l'eau que l'on boit : on sait que ce sel se trouve en grande quantité dans plusieurs eaux, dans celle d'Arcueil, par exemple.

Dans les cas de graviers d'*oxalate de chaux*, il faut éviter l'oseille et tous les aliments qui contiennent de l'acide oxalique, comme les pois chiches. J'ai détruit, il y a trois ans, par le broiement, chez un receveur des douanes, un calcul d'oxalate de chaux qui s'était formé évidemment, et en un temps très-court, sous l'influence d'une alimentation où l'oseille dominait habituellement (1). Ce légume a été défendu, et il ne s'est plus reproduit aucune apparence de calcul ou même de gravelle.

(1) Observations de lithotritie, suivies de quelques réflexions. 1831.

Pour l'*oxide cystique*, il se présente si rarement, qu'on n'a pas pu déterminer jusqu'à ce jour, quelle circonstance particulière en amène la précipitation. Mais, pour l'éviter, l'aliméntation végétale paraît devoir être préférée, surtout à cause de son action sur la quantité des urines.

D'ailleurs, l'analyse de l'oxide cystique, faite par M. Lassaigne, y montre la présence d'une assez grande quantité d'azote (1).

Les moyens de prévenir la *fibrine* et l'*oxide xanthique* ne sont pas déterminés.

Quelle que soit la nature de la gravelle, il sera utile, pour l'éviter, de faire faire au malade de l'exercice au grand air, soit à pied, soit à cheval, soit même en voiture. Le système musculaire est, de tous les systêmes organiques, celui qui consomme le plus de substances nutritives, et surtout de substances azo-

(1) M. Lassaigne a analysé un gravier d'oxide cystique qui avait été trouvé sur un chien, et qui était composé de

Carbone	36,2
Azote	34,0
Oxygène	17,0
Hydrogène	12,8
	100,0

tées, alors que son action est souvent mise en jeu : la preuve, on l'a dans le besoin d'user d'aliments azotés, tels que les viandes, qu'éprouvent les personnes qui exercent beaucoup leurs muscles. Toutefois, il ne faut pas que cet exercice devienne fatigant, et qu'il amène des douleurs dans les reins. S'il avait ce résultat, il faudrait le rendre plus modéré, pour ne pas s'exposer à une néphrite.

La même réserve doit être recommandée relativement à l'usage des boissons diurétiques, et particulièrement de celles qui contiennent de l'acide carbonique en très-grande quantité ; elles peuvent ajouter à l'irritation morbide des reins, et la convertir en une inflammation.

§ V.

Des moyens de la chimie contre la gravelle.

Il est encore d'observation que l'acide urique, qui, à l'état simple, est très-peu soluble dans l'eau (1), le devient davantage par sa com-

(1) L'urine de l'homme, à la température habituelle, ne paraît pouvoir dissoudre qu'environ un 1500e de son poids d'acide urique, en supposant que ses autres éléments n'en

binaison avec une base alcaline ou terreuse, et que l'administration, à l'intérieur, des alcalis ou des carbonates alcalins, comme l'ont expérimenté sur eux-mêmes Mascagni et M. d'Arcet, diminue la quantité d'acide urique des urines, et peut même les rendre alcalines (1).

Il est donc convenable d'appeler au secours du régime, dans le cas de gravelle rebelle d'acide urique, l'emploi intérieur d'un alcali ou d'un carbonate alcalin. Celui dont on se sert le plus souvent aujourd'hui est le bi-carbonate de soude. Ce sel mérite la préférence parce qu'il fatigue peu l'estomac, et qu'il est reconnu que l'acide carbonique favorise la dissolution des sels qui sont contenus dans l'urine (2).

---

favorisent pas la dissolution. En effet, il faut 1,100 parties d'eau bouillante, et, 1800 parties d'eau à 16° pour dissoudre une partie en poids de cet acide (Thénard, Traité de chimie.

(1) L'acide urique a *une très-faible capacité de saturation*, de sorte qu'il forme des sels qui en diffèrent pour la solubilité, quand il se trouve en contact avec de très-petites quantités de bases susceptibles de se combiner avec lui (Bérard, de Montpellier).

(2) Les urates ne sont solubles que dans un excès de base; ils sont décomposés par les acides les plus faibles; il faut entretenir un excès d'alcali dans les urines pour éviter que ces sels se précipitent.

On peut employer l'eau de chaux (1), l'eau magnésienne, de même que la soude et la potasse convenablement affaiblies, mais ces alcalis sont supportés par l'estomac moins bien que les carbonates saturés.

La soude et la potasse seront administrées avec beaucoup de précautions, à cause de leur causticité. Il faut que leur dissolution fasse à peine impression sur la langue, et qu'elle soit prise au plus à la dose d'une pinte par jour (2).

La magnésie peut être administrée sous toutes les formes : en poudre, en pastilles, en bols ou en suspension dans l'eau, depuis douze grains jusqu'à un gros, et même une once, dans les vingt-quatre heures. Elle a été préconisée par Everard Home et par Hatchett, surtout comme moyen de détruire les acidités gastriques qui accompagnent souvent la gravelle, et auxquelles quelques personnes ont attribué cette affection.

Les carbonates de soude et de potasse, qui sont solubles dans l'eau en toutes proportions,

---

(1) M. Bourdois de Lamothe a guéri par cette eau seule une dame qui souffrait de la gravelle depuis trente ans.

(2) Il y a des personnes qui boivent habituellement et sans inconvénient de l'eau de soude (Soda Water).

peuvent être donnés en dissolution étendue ou concentrée, et même sous la forme solide. Ils ne sont guère administrés qu'à la dose de 24 à 36 grains par jour; à dose plus forte, on s'expose à déranger les fonctions de l'estomac. On a même observé des accidents, tels que des vomissements, à la suite de leur emploi plus modéré. Toutefois, Mascagni a pris le carbonate de potasse en quantité bien autrement grande (1).

---

(1) Voici ce que le célèbre anatomiste dit à cet égard : « Depuis quelques années, j'étais sujet à des douleurs dans la région des lombes, et je rendais de temps en temps des graviers d'un jaune d'ocre ou de couleur de brique. Sachant qu'on avait fait usage, en pareil cas, d'eau alcaline gazeuse, j'en pris plusieurs fois, et je m'en trouvai bien. J'imaginai que j'obtiendrais de plus grands effets du carbonate de potasse. Au mois d'octobre 1798, j'exposai une dissolution de ce carbonate à l'action de l'acide qui se dégage du raisin pendant la fermentation, et je fis ainsi provision de carbonate de potasse bien saturé.

» Dans les mois d'août et septembre 1799, ayant été forcé à une vie sédentaire, je fus cruellement atteint de douleurs dans les reins, et je rendais une quantité considérable de graviers, dont quelques-uns, à raison de leur poids, pouvaient être regardés comme de vrais calculs. Ils étaient rougeâtres et cristallisés ; ils se déposaient au fond du vase toutes les fois que je rendais de l'urine ; on en distinguait les faces brillantes à travers le liquide qui était transparent. J'étais aussi sujet à une surabondance d'acides dans l'estomac, qui

Les carbonates de chaux et de magnésie peuvent être donnés à la dose d'une demi-once à une once; mais ils ne sont point solubles : on est obligé de les administrer sous forme solide, ou de les suspendre dans l'eau, à l'aide d'un mucilage. Ils deviennent par là moins efficaces, quelquefois même ils forment des concrétions

---

se faisaient sentir dans la bouche. J'examinai mon urine, et j'y trouvai un acide libre que je reconnus, ainsi que les graviers, pour être de l'acide urique.

» M'étant ainsi assuré de la nature des graviers que je rendais, je résolus de faire usage du carbonate de potasse, et d'observer ce qui arriverait. J'en pris, le premier jour, environ un drachme (64 grains), moitié le matin à jeun, et moitié au coucher du soleil. Je dînais à une heure après-midi. Ce sel, dissout dans dix onces d'eau, avait très-peu de saveur; il ne causa aucune irritation dans l'estomac ni dans les intestins; mais, dès que je l'eus avalé, il occasiona un dégagement considérable de gaz acide carbonique.

» Le second jour, j'en pris la dose de deux drachmes; le troisième jour, trois drachmes, et je continuai ainsi pendant dix jours, en faisant la dissolution dans vingt onces d'eau.

» Avant de faire usage du carbonate, mon urine était très-acide, et faisait passer promptement au rouge le papier de tournesol. Je soumis à la même épreuve celle que je rendais, et je m'aperçus, dès que je commençais à faire usage du sel, de la diminution d'intensité de la couleur du papier. Le second jour, celui-ci n'éprouva que très-peu d'altération ; il n'y en eut aucune le troisième jour. L'acide de mon urine

dans les intestins, et exposent ainsi à des accidents (1).

Il n'y a aucune de ces substances dont on puisse prolonger l'usage indéfiniment : toutes fatiguent plus ou moins l'estomac ; elles provoquent souvent des évacuations alvines trop abondantes ; quelquefois elles excitent des douleurs vives dans les voies urinaires, notamment dans la vessie et l'urètre.

Dans la plupart des eaux minérales, les carbonates sont en proportion trop faible pour que

---

était donc saturé. A cette époque, les douleurs de reins diminuèrent, je ne rendis plus de graviers avec l'urine. Dans la suite, les douleurs cessèrent entièrement, l'urine devint moins chargée, et j'y reconnus la potasse en excès.

» Je cessai l'usage du carbonate de potasse, et je fus quelques mois sans rendre de graviers. Ayant depuis été attaqué du même mal, j'eus recours au même remède, et j'en obtins les mêmes bons effets. J'ai répété cette expérience médico-chimique toutes les fois que j'ai ressenti la même incommodité, et toujours avec succès. Il y a présentement deux ans que je ne rends plus de graviers, quoique je ne prenne plus de sel de potasse. » (*Mémoires de la Société italienne*. 1804.)

(1) Le remède de mademoiselle Stéphens pour lequel le parlement anglais a donné, en 1739, une récompense de 5,000 livres sterlings, était composé de la poudre de coquilles d'œufs (carbonate de chaux), de savon et de plusieurs substances inertes, mais propres à dissimuler les premières.

l'usage de ces eaux amène la saturation complète de l'acide urique; en général, ces eaux opèrent surtout comme diurétiques. C'est de cette manière qu'agissent celles de Contrexeville (1), de Spa, de Seltz, de Luxeuil et de Bussang. Les eaux de Vichy font exception : M. d'Arcet l'a constaté sur lui-même; mais aussi elles contiennent une forte proportion de bi-carbonate de soude (2).

L'exception s'étend-elle aux eaux de Saint-Nectaire, comme le pense M. le docteur Bourdon? MM. Boudet, Boulay et Delens y ont trouvé

---

(1) Dans quatre livres d'eau de Contrexeville, il y a, d'après une analyse récente de M. Collard de Martigny :

Sous-carbonate de chaux. . . .	1 gram. . .	611 milligr.
de magnésie. .	0	033
de soude. . . .	0	007

Ce résultat, qui m'a été confirmé tout dernièrement par l'auteur, se trouve dans un travail de M. Mamelet, ayant pour titre : *Notice sur les propriétés physiques, chimiques et médicales des eaux de Contrexeville*. Paris, 1829.

(2) Voici, sur les eaux de Vichy, une instruction que nous donne M. d'Arcet :

« Un verre ou deux décilitres d'eau thermale de Vichy, contenant environ un gramme de bi-carbonate de soude, pris à jeun, et l'urine étant acide, ne suffit pas pour alcaliser cette sécrétion ; l'urine, quoique moins acide, reste parfaitement claire, et ne laisse déposer qu'un peu de mucus, dans l'espace de douze heures.

du bi-carbonate de magnésie et du bi-carbonate de soude en quantité très-notable.

Pour que les carbonates alcalins et les alcalis parviennent aux urines avec le moins de décomposition possible, il est utile de les faire prendre en dissolution. Par là, on hâte leur absorption, et l'on conçoit qu'arrivés dans le sang ils ne sont pas altérés, puisque ce liquide est alcalin.

Les alcalis et les carbonates alcalins conviennent encore contre la gravelle *d'urate d'ammoniaque;* la théorie et l'expérience s'accordent pour le dire.

Lorsque la gravelle est formée de *phosphate de chaux*, on peut, pour la prévenir, employer avec avantage les boissons chargées d'acide carbonique, comme l'eau de Seltz, l'eau de Vichy, l'eau de Contrexeville, la bière, le cidre. Ces

---

» En prenant à jeun deux verres d'eau de Vichy, qui contiennent environ deux grammes de bi-carbonate de soude, l'urine devient promptement alcaline; elle est alors très-claire, et ne laisse déposer, en refroidissant, que peu de mucus. Les urines rendues pendant la journée ont les mêmes caractères, et ce n'est que huit ou neuf heures après avoir bu l'eau de Vichy, que l'urine reprend son acidité naturelle.

» Trois verres d'eau de Vichy, bus à jeun, influent sur

boissons conviennent sous un double rapport; outre qu'elles sont diurétiques, il est reconnu que l'acide carbonique concourt à la dissolution du sel dont on veut éviter la concrétion.

Les acides minéraux ont été conseillés contre les phosphates, mais il est douteux qu'ils réussissent; il est même douteux qu'un acide puisse arriver de l'estomac dans la vessie, sans subir une décomposition par son mélange

---

la sécrétion de l'urine de manière à la rendre alcaline presque pendant vingt-quatre heures; l'urine, dans ce cas, est parfaitement claire, et ne laisse déposer, en refroidissant à l'air, que très-peu du mucus.

» En buvant quatre verres d'eau de Vichy, qui représentent à peu près quatre grammes de bi-carbonate de soude sec, l'urine est constamment alcaline; cette urine est bien claire, et ne laisse déposer que peu de mucus, quoique restant exposée à l'air pendant douze heures.

» Cinq verres d'eau de Vichy, bus le matin à jeun, produisent les mêmes effets, mais d'une manière encore plus prononcée. A ce terme, l'urine est constamment alcaline et parfaitement claire; celle que l'on rend le matin, est très-colorée, bien claire, et ne laisse déposer que très-peu de mucus; l'alcalinité augmente encore dans l'urine de la nuit, lorsqu'on s'est baigné dans l'eau minérale avant le dîner, et surtout lorsqu'on a dû, pour remédier à une digestion pénible, boire un verre d'eau de Vichy dans le courant de la soirée. »

Au premier aperçu, les différentes sources de Vichy sem-

avec le sang que l'on sait être alcalin (1). Il est constant, au contraire, que le régime et les boissons chargées d'acide carbonique font disparaître, le plus souvent en quelques semaines, les petits graviers de phosphate de chaux.

Pour éviter la récidive des graviers de *carbonate de chaux*, les boissons chargées d'acide carbonique conviennent encore : les carbonates se dissolvent très-bien dans un excès d'acide carbonique, et la quantité de cet acide augmente sensiblement dans l'urine des personnes auxquelles on fait boire en abondance d'une eau qui en contient beaucoup.

---

bleraient convenir également aux graveleux, puisqu'elles contiennent une égale dose d'alcali; mais la source des Célestins a depuis long-temps la préférence sous ce rapport. Cela dépend sans doute de ce que la température de cette source étant très-basse, elle tient plus d'acide carbonique en dissolution. C'est l'opinion de M. le docteur Petit, inspecteur-adjoint de ces eaux.

Quant à l'action des différentes eaux minérales sur la gravelle, consultez l'ouvrage de M. Bourdon : *Guide aux eaux minérales de la France et de l'Allemagne*. Paris, 1834.

(1) Les expériences du docteur Wœhler tendent à montrer que les acides tartarique, benzoïque et oxalique ne passent jamais dans les urines qu'après s'être combinés avec une base. Une observation de Berzélius semble établir le même fait pour l'acide phosphorique.

Jusqu'à présent, les moyens de la chimie contre la gravelle d'*oxalate de chaux* ont été considérés comme nuls. Cependant, M. le docteur Petit n'est pas éloigné de croire que les eaux de Vichy aient, dans les voies urinaires, une action dissolvante sur les graviers de cette nature. Il se fonde principalement sur ce qu'ils contiennent une certaine quantité de matière animale, et sur ce que celle-ci peut être attaquée par le bi-carbonate de soude (1).

Pour prévenir le retour de l'*oxide cystique*, le bi-carbonate de soude et les autres sels alcalins, ainsi que les alcalis, semblent devoir convenir, si l'on tient compte de l'abondance de l'azote dans cet oxide. D'ailleurs, l'oxide cystique est soluble à la fois dans les acides et les alcalis.

Il y a à Étampes une jeune fille, de onze à douze ans, qui a rendu déjà beaucoup de graviers de cette nature, et pour laquelle j'ai été consulté plusieurs fois. De concert avec mon savant et modeste confrère M. le docteur Vi-

---

(1) Du traitement médical des calculs urinaires, et particulièrement de leur dissolution par les eaux de Vichy et les bi-carbonates alcalins. Paris, 1834.

nache, je l'ai soumise à un régime végétal et à une médication alcaline. Ces moyens, auxquels nous avons associé les bains, les lavements et les boissons diurétiques, ont amené un mieux sensible : les coliques néphrétiques étaient très-violentes et extrêmement fréquentes ; elles se montrent plus faibles et reviennent bien moins souvent.

FIN DE LA PREMIÈRE PARTIE.

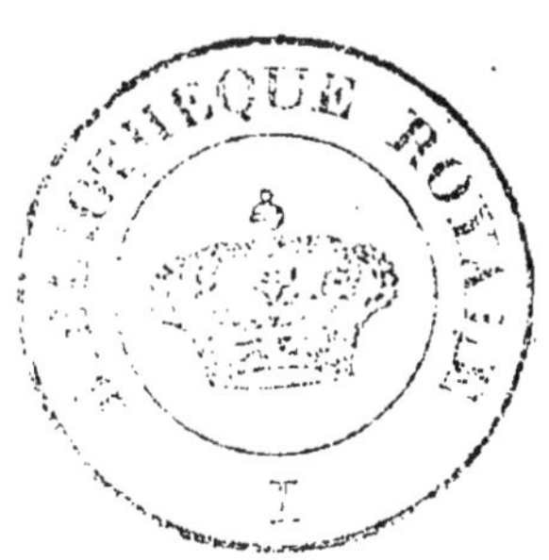

www.ingramcontent.com/pod-product-compliance
Ingram Content Group UK Ltd.
Pitfield, Milton Keynes, MK11 3LW, UK
UKHW020341250726
13967UKWH00005B/2060

9 782012 467132